DATE: ____________

DATE: ______________

DATE: ____________________

DATE: ______________

DATE: ____________________

DATE: ______________

DATE: ____________________

DATE: ____________________

DATE: ____________________

DATE: ____________________

DATE: ____________

DATE: ____________________

DATE: ______________

DATE: ________________

DATE: ____________________

DATE: ____________________

DATE: ____________________

DATE: ____________________

DATE: ________________

DATE: ________________

DATE: ____________________

DATE: ___________

DATE: ____________________

DATE: ___________________

DATE: ____________________

DATE: ____________________

DATE: ___________________

DATE: ____________________

DATE: ____________________

DATE: ____________________

DATE: ____________________

DATE: ____________

DATE:

DATE: ___________________

DATE: ____________________

DATE: ____________________

DATE: ____________________

DATE: ___________________

DATE: ____________________

DATE: ____________

DATE: ____________________

DATE: ___________________

DATE: ____________________

DATE: ____________

DATE:

DATE: ______________

DATE: ____________________

DATE: ___________________

DATE: ___________________

DATE: ________________

DATE: ____________________

DATE: ____________________

DATE: ___________________

DATE: ____________________

DATE: ____________________

DATE: ______________

DATE: ______________

DATE: ___________________

DATE: ____________________

DATE: ____________________

DATE: ______________

DATE: ____________________

DATE: ____________________

DATE: ______________

DATE: ___________________

DATE: ____________________

DATE: ____________________

DATE: ____________________

DATE: ________________

DATE: ___________________

DATE: ___________________

DATE: ___________________

DATE: ____________________

DATE: ________________

DATE: ____________________

DATE: ____________________

DATE: ______________

DATE: ____________________

DATE: ___________________

DATE: ___________________

DATE: ____________________

DATE: ______________

DATE: ____________________

DATE: ____________________

DATE: ____________

DATE: ____________________

DATE: ______________

DATE: ____________________

DATE: ____________________

DATE: ____________________

DATE: ____________________

DATE: ______________

DATE: ____________

DATE: ____________________

DATE: ______________________

DATE: ____________________

DATE: ____________________

DATE: ____________________

DATE: ____________________

DATE: ____________________

DATE: ____________________

DATE: ___________________

DATE: ____________________

DATE: ____________

DATE: ____________________

DATE: ____________________

DATE: ____________________

DATE: ____________________

DATE: ____________________

DATE: ____________

DATE: ____________________

DATE: ______________

DATE: ____________________

DATE: ___________________

DATE: ____________________

DATE: ____________________

DATE: ______________

DATE: ____________________

DATE: ____________________

DATE: ____________________

Made in the USA
Monee, IL
04 November 2026

67386557R10069